Docteur Louis PÉRIER
de la Faculté de Médecine de Paris

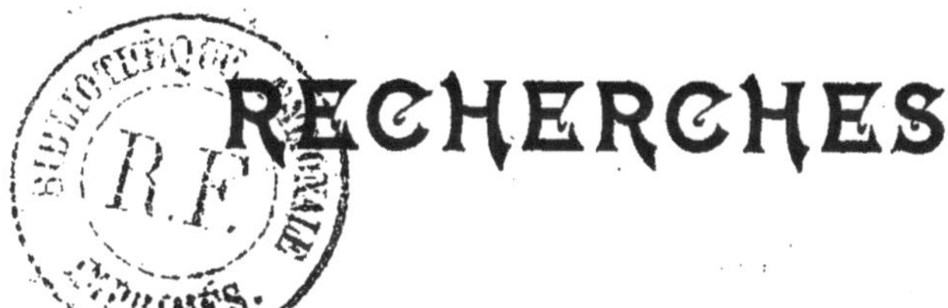

RECHERCHES sur les Kystes pararénaux

ROUEN
IMPRIMERIE BLONDEL
21, Rue Cauchoise, 21

1901

Docteur Louis PÉRIER

de la Faculté de Médecine de Paris

RECHERCHES

sur les Kystes pararénaux

ROUEN

IMPRIMERIE BLONDEL

21, Rue Cauchoise, 21

1901

A MON PÈRE

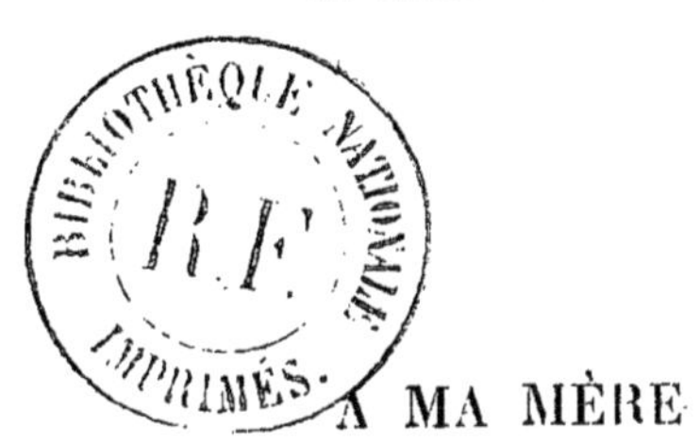

A MA MÈRE

A MES FRÈRES

A MES AMIS

A MON PRÉSIDENT DE THÈSE

M. LE PROFESSEUR S. POZZI

Chirurgien de l'Hôpital Broca
Membre de l'Académie de Médecine
Officier de la Légion d'honneur

INTRODUCTION

Si depuis longtemps on a connu et étudié les tumeurs paranéphrétiques, c'est-à-dire les tumeurs qui se développent aux dépens du tissu conjonctif circumrénal, puisque la thèse de Galimir (Paris, 1895) résume les travaux qui ont été faits à ce sujet jusqu'à cette époque, si l'on a, dans un même ordre d'idées, également étudié les tumeurs kystiques qui prennent naissance dans les capsules surrénales (Leconte, *Th.* Paris, 1896) ; en revanche, on a un peu laissé de côté la question des kystes pararénaux ou paranéphrétiques.

Le peu d'importance qu'on semble avoir attaché à ce sujet s'explique assez par la rareté de ces tumeurs. Rarement, en effet, on a pu diagnostiquer le kyste pararénal. Ceux dont on s'est occupé n'ont été que trouvailles faites au cours d'une autopsie ou d'une intervention. Il est donc très difficile de baser une étude clinique sur un aussi petit nombre de faits.

Ayant eu l'occasion, à l'Hôtel Dieu de Rouen, dans le service de M. le docteur Ch. Bataille, de voir opérer à peu de temps d'intervalle deux de ces kystes pararénaux, nous avons recherché quel était l'état actuel de la question et le but de notre thèse inaugurale n'est que d'exposer l'histoire de ces grosses tumeurs de l'abdomen.

Avant de commencer cette étude nous tenons à nous acquitter de notre dette de reconnaissance envers nos maîtres.

Nous avons eu comme directeurs de l'Ecole de médecine de Rouen, MM. les docteurs Merry Delabost et Brunon : ils ont droit à notre reconnaissance.

Que MM. Petel, Gargam et Lerefait, dont nous avons été l'externe dans les hôpitaux de Rouen, veuillent bien accepter le juste tribut de nos remerciements pour avoir guidé nos premiers pas dans la carrière médicale.

Nous avons été, dans les hôpitaux de Paris, l'élève de M. le professeur Cornil, de M. le professeur agrégé Blum, de M. le docteur Champetier de Ribes : nous n'oublierons jamais leur précieux enseignement.

Que M. le docteur Ch. Bataille, chirurgien de l'Hôtel-Dieu de Rouen, qui, à plusieurs reprises, nous a donné des marques de profonde sympathie et à qui nous devons le choix du sujet de cette thèse, veuille bien accepter ici l'assurance de notre sincère et durable reconnaissance.

Enfin, M. le professeur Pozzi nous a fait le très grand honneur d'accepter la présidence de notre thèse ; qu'il veuille bien agréer nos respectueux remerciements.

Recherches sur les Kystes Pararénaux

DÉFINITION

Nous définirons les kystes pararénaux ou paranéphrétiques, les tumeurs kystiques nées dans le voisinage du rein, et qui prennent leur origine soit dans la capsule fibreuse ou adipeuse de l'organe, soit dans le tissu cellulaire retropéritonéal, en un mot dans les tissus environnant le rein.

Cette dénomination de kyste pararénal est généralement adoptée malgré son insuffisance : « Il ne faut attacher à ce terme qu'une valeur anatomique, une pure signification de siège » (Cestan).

Le fait important, c'est que le rein est rarement envahi : le plus souvent il est refoulé ou englobé sans être directement atteint : il occupe alors le centre ou la périphérie de la tumeur kystique.

Ces kystes, excessivement rares et d'un diagnostic assez difficile, sont capables d'un développement énorme, comme on peut s'en rendre compte par la vue de celui que nous reproduisons à la fin de notre thèse, d'où la facilité pour le chirurgien de confondre ces tumeurs avec les différentes tumeurs abdominales, et particulièrement avec les tumeurs de l'ovaire.

On peut rencontrer, dans l'atmosphère périrénale, toutes les diverses variétés de kystes, séreux, hydatiques et purulents ; mais nous nous occuperons plus spécialement des kystes séreux. A ce propos, disons que, dans le cours de nos recherches, nous avons trouvé quelques tumeurs, dites kystes pararénaux, et qui, à notre avis, ne peuvent être rangés sous cette étiquette.

Quelques auteurs, en effet, ont donné cette dénomination à des kystes qui s'étaient développés dans le tissu périrénal, mais qui communiquaient soit avec le bassinet ou l'un des deux uretères.

Pour nous, le véritable kyste pararénal est développé dans l'atmosphère cellulo-adipeuse périnéphrétique, et n'a d'autres rapports avec le rein que des rapports de contact.

DIVISION

Par ordre de fréquence, nous citerons d'abord :

1o Les kystes séreux, que nous nous proposons d'étudier tout au long et qui font le sujet de deux observations que nous avons pu recueillir à l'Hôtel-Dieu de Rouen.

2o Les kystes hydatiques pararénaux, qui sont assez rares, dont Tuffier a présenté un cas à la Société Anatomique en février 1890.

3o Les kystes hématiques, qui échappent assez facilement au diagnostic. En effet, comme l'a noté Cruveilhier, les kystes hémorrhagiques du tissu cellulaire sont le plus souvent flasques et présentent un volume peu considérable, se dérobant ainsi facilement à tous les moyens d'investigation.

Nous ne parlerons pas ici des kystes purulents qu'on peut, à la rigueur, considérer comme des phlegmons périnéphrétiques.

HISTORIQUE

Il ne semble pas avoir été fait mention de cette affection avant 1833, époque où César Hawkins parle d'un kyste développé autour d'un rein accessoire, ce qui semble une anomalie bien rare, quoique Morris (*Surgical Diseases of the Kidney*) cite un fait analogue.

Dans son magistral *Traité d'Anatomie pathologique*, Cruveilhier en cite un seul exemple ; c'est une trouvaille d'autopsie, par conséquent les signes cliniques ne sont pas mentionnés. Il s'agit d'un kyste qui s'était développé dans le tissu sous-péritonéal gauche complètement étranger aux organes génitaux et laissant les deux reins et leurs uretères complètement sains.

Puis, Morris, qui a fait une excellente étude sur les kystes du rein, explique que les kystes dits paranéphrétiques ne sont ni développés dans le rein ni dûs à une dilatation de la cavité rénale. Ils s'insèrent à la surface du rein, à laquelle ils sont intimement adhérents ; s'ils communiquent avec l'intérieur du rein, il faut supposer que le kyste n'est que secondaire et dû à un passage fistuleux formé entre le kyste et le rein.

Adler (1893, *Berl. Klin. Woch.*) publie deux observations de kystes pararénaux.

Rob. Abbe donne également une description de kystes développés aux dépens du rein et faisant saillie dans l'atmosphère cellulo-graisseuse périnéphrétique,

Citons pour mémoire le kyste hydatique pararénal pris par Tuffier pour un kyste du rein et qui présentait exactement tous les signes cliniques d'une tumeur rénale.

Bergstrand (*Ann. des maladies des org. gén. ur.*, 1897) décrit un cas un peu différent. Il s'agit d'un kyste du côté droit, uniloculaire, renfermant un contenu similaire à celui d'un kyste dermoïde. Le rein était inclus dans la paroi du kyste dont il occupait la paroi postérieure et supérieure, mais il n'était pas séparé par la capsule propre du rein.

Newmann (*Glasgow méd. Journ.*, 1897) à la suite de son observation, dit avoir rencontré ces kystes dans le tissu environnant des reins qui étaient normaux : ces tumeurs ne troublaient pas les fonctions de la glande. Il explique ainsi la rareté du diagnostic pendant la vie.

W. Howship Dickinson décrit sous le nom de « Paranephric cysts » des kystes d'ailleurs variables qui se seraient développés en dehors du tissu rénal et ne résulteraient pas de la dilatation de ses cavités ; cependant ces kystes s'ouvrent dans le rein. D'où le terme de « paranephric ou » « pararénal ».

Hildebrandt a trouvé un kyste pararénal contenant

un litre et demi de liquide sanguin : ce kyste ne communiquait pas avec le bassinet : l'on en a conclu qu'il avait été produit par un hématome dû à la rupture d'un anévyrsme.

Pawlik (*Arch. fur. Klin. Chir.*, 1893, Band LIII, Heft 1-3) a trouvé un kyste rétro-rénal contenant quatre litres d'un liquide clair : cette tumeur était indépendante du rein. Il avait pris ce kyste séreux pour une hydronéphrose gauche fermée, allant de la coupole diaphragmatique jusqu'à la fosse iliaque gauche, faisant une saillie à la région lombaire et portant sur le bord interne une série de voussures et d'encoches ; sur sa face antérieure on sentait des cordons durs comme les cloisons d'un kyste ovarique multiloculaire.

On ne trouva à l'examen microscopique ni crochets, ni hydatides.

En 1898, Picqué et Brault font, à la Société de chirurgie, une communication intéressant la question.

Il s'agissait d'une malade pour laquelle on avait fait le diagnostic de pyonéphrose dans un rein déplacé. On fit une néphrotomie. Au lieu du pus, on trouva une poche remplie de caillots.

Pour Brault, c'était un kyste ayant probablement pris naissance dans le rein, mais étant toujours resté extérieur au rein. « Ce qui veut dire qu'un kyste pararénal ne se comporte pas autrement. »

Rivalta a décrit deux kystes pararénaux qui se sont développés dans le tissu adipeux du hile du rein ; il en a donné une excellente analyse histologique et anatomo-pathologique; mais ces kystes n'étaient pas plus gros que des grains de chènevis. Ils étaient tout à fait séparés de la substance parenchymateuse du rein et ne présentaient d'autre particularité que d'être en rapport avec de gros vaisseaux artériels et veineux.

ANATOMIE PATHOLOGIQUE ET PATHOGÉNIE

Les données fournies par l'examen histologique ou anatomo-pathologique sur les kystes pararénaux sont brèves.

Dans toutes les observations que nous avons eues entre les mains, le fait saillant qui domine est celui-ci : le rein est toujours indemne.

Dans certains cas, celui d'Adler, par exemple, le kyste était lisse, possédait une muqueuse normale et était rempli d'un liquide hémorrhagique. Constatons, en passant, que l'on trouve peu souvent dans les kystes pararénaux ce liquide hémorrhagique si fréquent dans les kystes des capsules surrénales. Cette production sanguine peut s'expliquer toutefois par une rupture vasculaire (Pawlik).

Mattei (*Lo sperimentale*, 1883) a tenté d'expliquer ces hémorrhagies par un défaut de la libre circulation périphérique, mais si son explication est plausible pour les hémorrhagies capsulaires, elle est difficilement applicable aux kystes pararénaux et nous préférons admettre la théorie de Pawlik. Peut-être pourrions-nous en chercher la raison dans quelque réaction inflammatoire produite par la formation kystique.

Obalinski, qui s'est trouvé en présence d'un kyste rétropéritonéal, a fait une minutieuse analyse de la tumeur et de son contenu. Il a trouvé trois litres de liquide clair comme de l'eau de roche avec 12 0/0 d'albumine, et des traces de phosphate terreux et de chlorure. La paroi de ce kyste séreux était composée de tissu conjonctif et de fibres élastiques.

Morris a trouvé en arrière du rein une large cavité contenant un liquide clair : la paroi antérieure de cette cavité était la paroi propre du rein ; quant aux parois latérales et postérieures, elles consistaient en tissu cellulaire périnéphrétique fortement tassé.

Dans un deuxième cas, cet auteur trouve *post mortem* cinq pintes — environ 3 litres — d'un liquide clair ne contenant ni albumine, ni sels urinaires.

Newman, après laparotomie, a extrait d'un kyste vingt-cinq onces et demie — environ 750 grammes — d'un liquide clair, jaune paille, qui contenait des traces d'albumine, d'urée et quelques cristaux de cholestérine.

Au sujet de l'examen de la pièce de Picqué dont nous avons parlé plus haut, voici ce qu'en pense Brault : « Quant à la nature du produit, elle est délicate à établir. La paroi est très mince, il n'existe pas de tissu sarcomateux entre le kyste et le rein : on y trouve des cellules vaso-formatives peu nombreuses, des capillaires et des vaisseaux à l'état d'ébauches. Il ne s'agit, en conséquence, ni d'un fibrome, ni d'un sarcome, ni d'un angiome et l'on ne peut admettre qu'une sorte de kystome hémorrhagique. »

L'analyse microscopique n'a été faite que dans un seul des deux cas que nous avons pu observer dans le service de M. le Dr Bataille, chirurgien de l'Hôtel-Dieu de Rouen. L'examen a démontré que le kyste était formé par du tissu fibreux traversé par des vaisseaux sanguins et lymphatiques assez développés.

L'analyse du liquide kystique a décelé la présence de chlorures, d'un peu d'acide phosphorique, d'albumine et quelques traces douteuses d'urée.

Nous pouvons conclure de ces divers examens qu'il est très difficile d'expliquer la pathogénie de ces formations. L'anatomie pathologique de cette question est encore trop obscure pour pouvoir résoudre le problème, bien qu'Adler ait tenté d'en donner une explication, tantôt en invoquant l'inflammation dans les formes interstitielles, tantôt en examinant le dépôt de concrétions.

Nous préférons nous ranger à l'avis de Le Dentu (*Affections chirurg. du rein et de l'uretère*) auquel la pathogénie semble trop complexe, expliquée par l'analyse du liquide contenu dans les kystes, cette analyse fournissant des renseignements très différents suivant les cas.

D'ailleurs, trop peu nombreuses sont les observations recueillies à ce sujet. Le seul fait qui puisse nous mettre sur la voie de l'origine de ces kystes est le suivant : le rein est rarement, pour ne pas dire jamais, envahi, le plus souvent est-il refoulé ou englobé sans être directement atteint.

Nous chercherons donc la solution du problème en dehors du rein et peut être pouvons-nous, jusqu'à un certain point, expliquer la formation des kystes pararénaux séreux à type pur par l'hyperplasie du tissu conjonctif de la région, la membrane d'enveloppe n'étant qu'un épaississement du tissu cellulaire voisin et servant de soutien aux vaisseaux qui se ramifient autour de la tumeur.

SYMPTOMES

Pour la facilité de la description symptomatologique, nous admettrons la division classique en symptômes physiques, fonctionnels et généraux.

Signes physiques.

A l'inspection, la tumeur occupe l'un des flancs et monte plus ou moins dans la cavité abdominale, suivant son volume : dans ce cas on peut trouver de l'asymétrie de la région lombaire, celle qui correspond à la tumeur étant quelquefois soulevée.

Dans le cas que nous avons pu observer, l'abdomen entier était envahi par le kyste qui était très volumineux. Cet aspect asymétrique, dont nous parlions plus haut, est, bien entendu, subordonné au volume de la tumeur. La peau du ventre est distendue et vergeturée, sillonnée par des veines bleuâtres : l'ombilic s'étale à la surface de la tumeur, il peut même faire hernie.

La palpation fait reconnaître dans l'abdomen, le plus souvent sur l'un des côtés, une tumeur assez régulière, lisse, sans saillies ni bosselures. On ne perçoit pas de dépressions à la main, et on peut la circonscrire assez facilement. Comme ces kystes sont généralement uniloculaires, on peut ressentir le phénomène de la fluctuation en appliquant d'un côté une main à plat sur la tumeur et en pressant du côté opposé.

Le toucher vaginal chez la femme combiné au palper abdominal ne donne que peu de renseignements. On peut, par cette exploration, se rendre compte que l'utérus est distinct de la tumeur.

La percussion donne de la matité dans toute l'étendue du kyste, quoiqu'il puisse être recouvert par le colon. La percussion lombaire, si délicate toutefois, donnera une idée des déplacements du rein.

Si le rein droit est déplacé, la matité sera remplacée par celle du foie, et on ne constatera pas de sonorité anormale.

Si c'est le rein gauche qui n'occupe plus sa situation habituelle, on obtiendra la matité de la loge sous-pleurale, si la tuméfaction s'étend vers la partie supérieure.

Le ballottement rénal est un signe qui acquiert une très grande valeur et peut rendre en clinique les plus grands services, mais il n'est pas pathognomonique d'une altération du rein.

En général, cependant, on admet que le ballottement du rein est un signe positif et certain d'une augmentation de volume de cet organe.

Tuffier a fait chez une malade le diagnostic de kyste hydatique pararénal. Il avait au préalable trouvé ailleurs un de ces kystes. De plus, cette tumeur présentait le ballottement lombaire. L'opération démontra qu'il s'agissait d'un kyste hydatique occupant la partie sus-rénale. Le foie et le rein étaient intacts.

Signes fonctionnels et symptômes généraux.

Le début est toujours insidieux. La tumeur est découverte par hasard, et lorsqu'elle a déjà atteint un certain développement. Les malades n'accusent en général qu'une sensation de pesanteur ou de gêne. La femme dont nous publions la photographie n'éprouvait qu'une vague sensation de brûlure dans le côté droit, et l'homme qui fait le sujet de l'observation de D. Newmann n'accusait que de la fatigue lombaire.

Quelquefois cependant, quand elle apparaît, la douleur, quoique localisée d'un seul côté de la région lombaire, peut s'irradier dans l'abdomen, dans les deux aines, et surtout le long du membre inférieur du côté où siège la tumeur.

La douleur peut apparaître par intervalles, ainsi que chez la malade de Picqué qui accusait des crises douloureuses ressemblant à des coliques néphrétiques. Ces crises duraient quelquefois deux jours.

On a pu noter quelquefois du varicocèle ; Galimir (*Th.* Paris, 1895) en a rencontré chez un malade porteur d'une tumeur fibro-kystique pararénale.

On a pu observer dans un cas un léger épanchement de sérosité dans le péritoine ; d'habitude l'ascite fait défaut ou tout au moins n'a pu être diagnostiquée.

Quelquefois il survient de l'œdème des membres inférieurs ; nous en avons remarqué chez le malade de M. Bataille. Nous avons noté aussi une constipation opiniâtre avant tout autre début.

On peut rapporter ces symptômes aux phénomènes dûs à la compression des organes intra-abdominaux ; ces symptômes ne sont pas attribuables aux kystes pararénaux, mais ils peuvent donner de précieuses indications sur le volume et l'étendue de la tumeur.

En prenant un certain volume, le kyste déplace les organes avec lesquels il se trouve en contact. Si le kyste s'est développé à gauche, on peut observer un déplacement de la rate.

Le foie peut être lui aussi refoulé en haut et le gros intestin est le plus souvent remonté vers l'intestin.

L'évolution de ces kystes est d'ailleurs le plus souvent silencieuse. La santé générale n'est pas manifestement atteinte. L'appétit est conservé, l'amaigrissement nul ou à peine marqué.

DIAGNOSTIC

Nous ne voulons pas nous dissimuler la difficulté qu'il y a pour le chirurgien dans cette question du diagnostic des kystes pararénaux. On ne pourra y parvenir qu'en procédant par élimination et en observant judicieusement l'état de tous les organes abdominaux. Nous pensons aussi que tous les signes que nous pourrions donner sont, en réalité, plus accessibles à la théorie qu'à la pratique, cependant il nous restera comme ultime ressource la laparotomie exploratrice qui sera le premier temps d'une intervention presque toujours nécessaire dans ces cas. Néanmoins, nous étudierons ce chapitre de diagnostic différentiel en éliminant une par une toutes les autres tumeurs abdominales capables de simuler le kyste pararénal. On a pu confondre, en effet, ces tumeurs avec des tumeurs du rein lui-même, avec des tumeurs de l'ovaire, du mésentère ou de la rate. Voyons donc par quels moyens cliniques nous pourrons arriver à faire germer dans notre esprit l'idée d'un kyste pararénal.

Le point important sur lequel nous avons déjà insisté est celui de l'intégrité du rein; donc nous pourrons tenir un grand compte des troubles physiologiques apportés dans la fonction urinaire. Ces troubles sont nuls dans les kystes pararénaux. Aucune des observations que nous avons pu analyser n'en fait mention. Or, dans le rein kystique, qui pourrait à la rigueur atteindre un volume assez considérable pour faire croire à l'existence d'un kyste pararénal, nous observerons les signes de néphrite médicale chronique qui accompagnent d'habitude ce processus. Il y a toujours céphalalgies, légères hématuries, ou signes d'urémie ou de congestion rénale ; car dans le cas de rein kystique il y a altération de la glande, transformation de l'organe et de ses fonctions.

Un point délicat du diagnostic différentiel, c'est celui des kystes du mésentère. Comment reconnaître qu'il s'agit du rein? Ayant préalablement diagnostiqué la présence d'un kyste (sonorité, fluctuation, ballottement) nous nous rendrons compte de la localisation de la tumeur : si elle occupe le flanc, si on la sent à la région lombaire, il s'agira du rein ; la tumeur siège-t-elle dans la région médiane de l'abdomen, il s'agit du mésentère.

De plus, si la masse des intestins est en rapport avec la tumeur et qu'il s'agisse du rein, nous trouverons les colons, droit ou gauche, en avant et « sous la forme d'une corde oblique, permanente, occupant toujours la même place, visible, palpable et variant de volume, suivant la circonstance » (Tillaux). S'il est question d'un kyste mésentérique, on trouvera la zone sonore mobile, car les anses intestinales pourront se déplacer et varier pour chaque exploration.

Nous trouverons encore un élément de diagnostic dans la différence de mobilité de l'une et de l'autre tumeur : le kyste rénal sera beaucoup plus fixe que le kyste mésentérique, même dans le cas où on se trouverait en présence d'un rein flottant, car dans cette dernière hypothèse la tumeur, en général, ne dépassera pas la ligne médiane, tandis que le kyste mésentérique se portera aussi bien à droite qu'à gauche.

Quelquefois, si la tumeur évolue rapidement, les symptômes fonctionnels pourront donner quelques éclaircissements, car on a pu observer, dans les cas de kystes du mésentère, des troubles du côté de l'appareil digestif.

Si le chirurgien hésite entre un kyste du rein gauche et un kyste de la rate, il pourra tirer quelques présomptions en faveur de l'une ou de l'autre par le siège et la forme de la tumeur et s'éclairer par les signes que donne la percussion du kyste.

Le ligament phréno-splénique, qui attache la rate au muscle diaphragme, la fait participer jusqu'à un certain point aux mouvements respiratoires. Le rein, bien au contraire, est tout à fait indépendant de ces mouvements.

Plus importants sont les caractères tirés de la forme : bien que la rate puisse être augmentée de volume dans des proportions notables, elle conserve le plus souvent son bord tranchant caractéristique et sa forme transversalement allongée. La tumeur du rein, au contraire, est généralement sphérique.

La percussion nous donnera toujours un signe de certitude : il n'y a jamais d'anse intestinale interposée entre la paroi abdominale et la tumeur de la rate : nous aurons donc de la matité à la percussion dans toute l'étendue de la tumeur splénique.

Nous retrouverons le paquet intestinal dont nous avons parlé au sujet des tumeurs mésentériques. Ce paquet, repoussé par le rein au-devant de lui, peut quelquefois s'écarter mais le colon fixé en quelque sorte à la face autéro-externe du rein restera toujours en contact avec ce dernier, caractère important qui permettra d'affirmer que la tumeur appartient au rein.

Dans les observations que nous avons eues entre les mains, nous avons constaté qu'on avait pu confondre les kystes pararénaux avec l'hydronéphrose et avec les kystes hydatiques du rein.

Dès que le siège, les rapports et les caractères extérieurs de la tumeur ont mis le praticien sur la voie de tumeur rénale, il doit interroger le malade pour savoir si la collection liquide n'a pas disparu après une abondante émission d'urine. Si ce fait s'est produit, il y a présomption en faveur de l'hydronéphrose. De plus, dans ce dernier cas, nous aurons des antécédents de lithiase rénale ou de colique néphrétique. L'examen du liquide retiré après une ponction peut d'ailleurs donner de précieuses indications.

Le kyste hydatique d rein a, de même que le kyste

pararénal, une surface lisse, sans bosselures. Nous parlons, bien entendu, des hydatides qui, en se développant dans l'atmosphère péri-rénale, s'entourent d'un véritable kyste adventif ou restent à l'état de vésicules simplement disséminées ou conglomérées au milieu du tissu cellulo-adipeux. On peut y trouver le frémissement pathognomonique, mais c'est un signe bien inconstant et difficilement appréciable. Si on veut lever les doutes par l'examen du liquide renfermé dans la tumeur on ponctionnera.

Cruveilhier (*Traité d'anatom. pathol.*, t. III) ajoute, à la fin de l'observation du kyste paranéphrétique qu'il trouva en faisant une autopsie, que la confusion ne pouvait guère se produire qu'avec un kyste de l'ovaire. Nous avons eu l'occasion de voir la même erreur se produire pour la malade de notre observation VI.

Voyons donc quel est le diagnostic différentiel que nous pourrons établir entre les kystes pararénaux et les kystes de l'ovaire. En général, ces dernières tumeurs siègent moins haut le long de la colonne lombaire, du moins à la période de début ; elles sont mobiles, roulent sous la main qui les presse et se laissent assez facilement déprimer dans le fond du bassin. Il est évident que ces caractères feraient défaut avec une tumeur fixée sous le péritoine, dans le repli du mésocolon. D'un autre côté, lorsqu'un kyste ovarique atteint la grosseur d'un utérus gravide à terme, il refoule en arrière et au-dessus de lui la masse intestinale, qui donne à la percussion une surface sonore limitée au dessus de la tumeur. Au contraire, le kyste soulevant les intestins donnera une sonorité plus étendue par suite de la propulsion dans le même sens de la masse intestinale. Par contre, si on pratique la percussion profonde sur la paroi lombaire, on note des phénomènes inverses : sonorité avec un kyste ovarique, matité plus profonde d'un côté que de l'autre de la colonne vertébrale avec un kyste séreux développé dans le tissu cellulaire périrénal ou sous-péritonéal.

La détermination de la nature de la tumeur n'est guère moins difficile que celle de son siège. L'hésitation se produit entre un kyste développé sur la face postérieure du rein et une tumeur née au milieu de la masse cellulo-adipeuse. Cette détermination est fort délicate à établir, et à en juger par la pénurie d'observations recueillies à ce sujet, il est à supposer qu'un certain nombre des kystes de l'atmosphère périrénale ont pu être attribués à la face postérieure du rein lui-même. A vrai dire, cette erreur est peu importante au point de vue thérapeutique.

En effet, les kystes développés dans l'atmosphère celluleuse présentent des signes qui ne sont, en réalité, que l'exagération de ceux des kystes développés dans la moitié postérieure du rein. En croissant, ils refoulent la paroi lombaire en arrière et font un relief qui augmente par la pression exercée d'avant en arrière de la main portée à plat. Cette pression n'est pas douloureuse. La palpation permet de constater que le rein est normal, bien que la tumeur puisse le faire paraître irrégulier.

Si donc on constate l'intégrité des bords du rein, bien qu'il paraisse changé de place, ou aura de grandes présomptions de penser que le kyste est un kyste pararénal.

Leur rareté, leur marche silencieuse, leur analogie, quand ils sont très gros, avec les autres tumeurs kystiques de l'abdomen expliquent les difficultés de diagnostic. Si la tumeur est volumineuse surtout, le diagnostic devient difficile, car elle abandonne son lieu d'origine et s'étend dans tout l'abdomen, simulant ainsi d'autres tumeurs fluctuantes.

C'est surtout avec les kystes de l'ovaire et avec ceux du foie, que l'erreur a été commise pour les grands kystes séreux de l'atmosphère péri-rénale.

Somme toute, les caractères de la tumeur peuvent être tellement obscurs, son volume, sa situation si insolites que les plus habiles ont erré : car on n'a presque jamais fait de diagnostic et on a pris ces kystes pararénaux pour d'autres kystes abdominaux.

TRAITEMENT

Nous n'avons pas à envisager la question de la néphrectomie ou de la néphrotomie quand nous nous trouverons en présence d'un kyste pararénal, puisque par définition l'organe est toujours indemne.

Deux moyens thérapeutiques s'offrent à nous dans ce cas : la ponction et l'ablation de la tumeur. La ponction, nous en parlerons peu, car c'est plutôt à la suite ou au cours d'interventions qu'on a pu se trouver en présence de ces tumeurs pararénales. Elle a donné lieu à quelques succès, mais souvent le kyste récidive après.

La méthode idéale sera donc celle de l'extirpation du kyste.

Les kystes sanguins, échappant souvent aux recherches du diagnostic, se soustraient au traitement chirurgical. Dans le cas où ils seraient assez volumineux pour être reconnus, on peut évacuer leur contenu au moyen de la ponction, et nettoyer leur cavité au moyen de lavages détersifs. Si l'on craint la rétention d'une partie du liquide, on fera bien d'inciser et on laissera cicatriser en fixant les bords du kyste à la peau.

Pour les kystes séreux la ponction est tout d'abord indiquée. Il faut, pour la pratiquer, choisir le point qui se prête le mieux à la complète évacuation de la tumeur. Si la ponction est insuffisante, on aura recours au drainage ou à l'incision.

Dans le cas où l'on se trouverait en présence de kystes devenus purulents, on fera des incisions larges et profondes pour dégorger et débrider les tissus menacés de mortification.

Observation I

(H. Morris. — *Surgical diseases of the Kidney.*)

Femme de soixante-quinze ans, morte d'un carcinome du petit intestin, l'uretère du rein droit était obstrué par le cancer et le bassinet était dilaté et rempli d'urine. En arrière du rein on trouvait une large cavité contenant un liquide clair, la capsule rénale formait la paroi antérieure de cette cavité ; quant aux parois latérales et postérieures, elles consistaient en tissu cellulaire périnéphrétique fortement tassé. Un petit conduit s'étendait du kyste au bassinet dilaté.

Observation II

(C. Hawkins. — *The Royal Medico-Chirurgical Transactions.*)

Garçon âgé de six ans. — Le kyste remplissait le côté droit de l'abdomen. Dans les parois du kyste se trouvait une petite masse de substance rénale, qui consistait en un lobule avec les zones corticale et tubulaire complètes : il n'y avait pas cependant de canaux excréteurs. Cette petite masse était bien un troisième rein. Le kyste fut ponctionné. On y trouva, après la mort, cinq pintes d'un liquide clair ne contenant ni albumine, ni sels urinaires.

Observation III

(Adler. — *Berl. Klin. Woch.*, 20 mars 93.)

Il s'agit d'un homme de 60 ans, mal nourri, reçu à l'hôpital pour rétention d'urine à la suite d'hypertrophie de la prostate et qui succomba à une broncho-pneumonie quelques jours après son entrée à l'hôpital.

A la réception du malade nous avons constaté une tumeur volumineuse et nettement fluctuante dans l'hypochondre droit, tumeur qui s'étendait sur une ligne qui va de l'ombilic à l'épine iliaque antéro-supérieure et en avant jusqu'à la ligne mamillaire. La tumeur était nettement séparée du foie, mobile à la respiration, dépressible à la pression et présentait le signe du ballottement.

En outre, il y avait hypertrophie considérable de la prostate.

A droite, on trouva un sac fluctuant, gros comme une tête d'enfant, qui surmontait le rein à la manière d'une coiffe. Ce n'est que la recherche exacte des organes enlevés qui nous donna une autre opinion.

Il s'agissait d'un kyste gros comme une tête d'enfant,

tumeur qui se trouvait immédiatement au-dessous de la face du rein et qui communiquait par une ouverture, grande comme une tête d'épingle, avec la face du rein un peu augmentée de volume.

La forme du rein, toutefois, n'avait subi aucune altération et ne présentait aucune anomalie.

L'uretère droit était dilaté et dessinait une courbe sur le kyste sans communiquer avec lui. Ce dernier était lisse, revêtu d'une muqueuse normale et rempli d'un liquide légèrement hémorrhagique.

Le kyste communiquait directement avec la capsule propre du rein et on pouvait les isoler l'un de l'autre sans qu'il en résultât aucune défectuosité.

L'uretère du rein gauche ne présentait aucune anomalie.

Observation IV

(Dr Newmann. — *Glasgow. medical Journal*, 1897.)

G. W., 49 ans, ouvrier forgeron, me fut envoyé par le Dr James Laurence de Cumock. Il se plaignait de douleurs dans la région lombaire gauche, douleurs qui s'exacerbaient à l'occasion de tout surmenage ; ces douleurs pouvaient se résumer en une sensation de pesanteur dans le côté lésé. La douleur était toujours localisée à la région rénale gauche. La gêne constante que le malade ressentait l'inquiétait au sujet du pronostic.

Je l'examinai d'abord à la Western Infirmary en mai 1888. Je trouvai la paroi abdominale plutôt flasque : dans la région lombaire gauche, on trouvait une tumeur distincte et fluctuante. La percussion dénotait de la matité sur la face antérieure de la tumeur. A aucun moment on ne trouva de symptômes indiquant une lésion urinaire et tout le processus seméiologique, en dehors de la gène locale, se résumait en faiblesse générale et inaptitude au travail.

Je fis une incision lombaire et trouvai la face postérieure du rein gauche occupée par un kyste unique, gros, qui repoussait l'organe. La paroi du kyste était mince et s'étendait largement au-delà de la surface du rein et, par suite de la pression constante du kyste, la face postérieure du rein était profondément déprimée, concave, de sorte que la partie la plus refoulée atteignait le bassinet, mais ne s'y ouvrait pas.

Le liquide retiré qu'on put évaluer à 25 onces et demie était clair, jaune paille, contenait des traces d'albumine, d'urée et quelques cristaux de cholestérine. Après avoir ouvert le kyste, le rein fut fixé aux parois.

La convalescence fut courte : le malade fut bientôt capable de reprendre ses occupations.

Observation V

(Picqué et Brault. — Soc. chirg. 1898. Kyste hématique du rein. Néphrectomie d'urgence).

Il s'agit d'une dame de trente-cinq ans qui, depuis l'âge de douze ans jusqu'à vingt-cinq ans, c'est-à-dire pendant une période de onze années, a présenté, dans la région lombaire du côté droit, des crises douloureuses ressemblant à des coliques néphrétiques.

En avril 1890, survient brusquement une nouvelle crise douloureuse que la malade prend pour une réapparition de ses coliques néphrétiques. Cette crise dure deux jours, et la malade évacue, pour la première fois, une urine purulente.

Elle est alors examinée par un de nos collègues très distingué des hôpitaux, qui porte le diagnostic de pyonéphrose, et institue un traitement médical qu'elle suit pendant plusieurs années.

Pendant ce temps, elle consulte plusieurs de nos collègues, chirurgiens des hôpitaux, qui confirment le diagnostic de pyonéphrose dans un rein déplacé.

Les uns conseillent l'abstention ; d'autres proposent la néphrectomie. Devant ces opinions différentes, la malade ne peut se décider à subir une intervention. Une amélioration se produit d'ailleurs depuis l'année 1895 jusqu'à ces derniers temps. La malade, d'ailleurs très intelligente, affirme qu'il existait dans la fosse iliaque une tumeur indolente et mobile.

Il y a trois semaines, sans cause connue, apparition de douleurs vagues dans la région lombaire, la malade ressent un malaise général. Le 30 mai, les douleurs s'exagèrent à la suite d'une promenade en voiture, la température monte à 40 degrés et la tumeur, d'après l'affirmation de la malade, augmente rapidement de volume.

C'est dans ces conditions que je vois la malade pour la première fois. Il existe dans la fosse iliaque une tumeur volumineuse du volume de deux poings, douloureuse à la moindre pression et manifestement fluctuante. La température est à 40°. Il existe un léger ballonnement du ventre. L'état général est mauvais. La malade est très abattue.

Admettant le diagnostic porté antérieurement par nos collègues, je pense qu'il s'agit d'une pyonéphrose dans un rein déplacé et je propose d'urgence une néphrotomie qui est acceptée. L'opération est pratiquée le 9 juin avec l'assistance de M. Macé et de mes internes Sauvage et Pédeprade.

Sous chloroforme, je constate que la tumeur iliaque est très mobile et je la mets à découvert à l'aide d'une incision verticale paralombaire d'environ 10 centimètres. L'incision de la poche montre l'absence absolue de pus. La poche est remplie de caillots. J'agrandis alors l'incision. En détachant quelques caillots pour m'orienter dans la cavité, il se produisit une hémorrhagie considérable, dont je ne devins maître qu'en pratiquant la néphrectomie.

La malade est en bonne voie de guérison.

Le rein est sain et nullement déplacé. La tumeur iliaque est fixée sur la moitié inférieure du bord externe du rein. Elle est mobile sur lui et ses grandes dimensions expliquent aisément son siège dans la fosse iliaque. Notre collègue, M. Brault, a constaté que la poche ne communiquait pas avec le rein dont elle est séparée par une paroi assez épaisse.

Bazy a présenté à la Société de Chirurgie un kyste semblable au précédent et qui semblait surajouté au rein.

Ce kyste était rempli de sang et s'enfonçait dans la substance rénale. En faisant une coupe on voyait dans le kyste, au voisinage du rein, des bourgeons qui venaient manifestement de la substance rénale. Il s'agissait d'un myxosarcome à marche très rapide. Le malade a succombé à des accidents pulmonaires qui devaient se rattacher à une généralisation du néoplasme. Une ponction thoracique amena un liquide visqueux analogue à celui qui imprégnait les bourgeons myxosarcomateux.

Note de M. Brault. — Il s'agit d'un kyste hémorrhagique ayant probablement pris naissance dans le rein mais étant toujours resté extérieur au rein. Ce qui veut dire qu'un kyste pararénal ne se comporte pas autrement. Voilà pour l'origine : quant à la nature du produit, elle est délicate à établir. La paroi est très mince ; il n'existe pas de tissu sarcomateux entre le kyste et le rein ; cellules vasoformatives peu nombreuses, ébauches de capillaires et de vaisseaux. Il ne s'agit, en conséquence, ni d'un fibrome, ni d'un sarcome, ni d'un angiome et l'on ne peut admettre qu'une sorte de *kystome hémorrhagique*.

Observation VI (personnelle)

Hôtel-Dieu de Rouen. Service du Dr Ch. Bataille.

La femme P., 47 ans, métayère, entre le 22 décembre 1898 à l'Hôtel-Dieu de Rouen, pour une tumeur abdominale très volumineuse. Réglée à 13 ans, la malade n'a jamais présenté de troubles de la menstruation La ménopause est survenue il y a trois ans.

A 24 ans, elle a eu une fièvre typhoïde. Trois ans plus tard, elle accouche d'un garçon actuellement en bonne santé.

Vers 1892, à l'âge de 41 ans, la malade voit apparaître au niveau de l'hypogastre une tumeur de la grosseur d'un œuf de pigeon. Cette tumeur reste quelque temps sans augmenter de volume, puis petit à petit, elle se développe et devient énorme. On fait alors une ponction pour soulager la malade et on retire environ quinze litres d'un liquide clair, sans odeur appréciable.

La malade reste environ sept à huit mois sans être gênée dans ses occupations par sa tumeur, puis le ventre se ballonne de nouveau. Cependant la malade n'en souffre pas beaucoup ; elle n'éprouve seulement qu'une vague sensation de brûlure siégeant dans l'hypogastre droit et continue à vaquer à ses travaux.

Enfin au mois d'avril 1898, gênée par les dimensions considérables de son abdomen, la malade réclame une seconde ponction. Cette fois, l'on extrait 35 litres de liquide. Treize jours après la ponction, la tumeur réapparaît du côté droit, augmente de jour en jour et finit par atteindre un volume énorme. La mensuration donne 1 mètre 52 centimètres de circonférence abdominale.

La peau de la région antérieure de l'abdomen, très tendue, mesure 90 centimètres de l'appendice xiphoïde à l'épine du pubis. L'ombilic est saillant. Les veines de la région abdominale sont très apparentes et très développées. Il y a de l'œdème de la région pubienne et des membres inférieurs, surtout du côté droit, côté de la tumeur.

On examine ses urines. Elles ne contiennent ni sucre, ni albumine.

A la palpation on trouve le ventre très distendu par le liquide. La percussion donne de la matité dans toute l'étendue de la tumeur. On pense qu'il s'agit d'un kyste ovarique énorme et on décide de faire une laparotomie.

On intervient le 27 décembre. La malade est anesthésiée à l'aide du chloroforme.

On fait une incision de 20 centimètres de longueur sur la ligne médiane. Des écarteurs sont appliqués de chaque côté de l'incision. La ponction du kyste qu'on fait immédiatement donne issue à 40 litres de liquide clair comme de l'eau de roche. L'analyse de ce liquide a démontré la présence de chlorures, d'un peu d'acide phosphorique, d'albumine et quelques traces douteuses d'urée. L'examen microscopique de l'enveloppe a montré qu'elle était uniquement constituée par du tissu fibreux traversé par des aisseaux sanguins et lymphatiques assez développés.

On constate que la cavité kystique est uniloculaire et se décolle assez facilement. En procédant à ce décollement, on met à nu l'aorte, l'uretère droit à son croisement avec la bifurcation de l'artère iliaque primitive. On arrive alors au-dessous du rein droit où l'on trouve la surface d'implantation de la paroi du kyste siègeant dans le tissu cellulaire périrénal.

La cavité péritonéale a été refoulée par le kyste du côté gauche de l'abdomen. Après avoir enlevé la poche, on incise le péritoine au-devant de l'utérus pour examiner l'état des organes du petit bassin.

On enlève alors un petit fibrome situé sur la paroi latérale gauche de l'utérus, ce fibrome a le volume d'une noix. Du côté des annexes droites, on trouve de l'hydrosalpinx et un petit kyste hématique de l'ovaire. On en trouve également un à gauche, mais un peu plus gros. La trompe droite est enlevée. Les petits kystes hématiques de l'ovaire sont simplement incisés. La paroi abdominale est suturée. On laisse un drain en place et on fait un pansement à la gaze iodoformée.

Le soir de l'opération, on fait à la malade une injection de 2 litres de sérum et une injection hypodermique de un demi-centigramme de morphine.

28 décembre. —Pas de fièvre. Le pouls bat à 80. La malade présente de l'incontinence d'urine. On lui fait absorber du lait.

29. — La malade a toujours de l'incontinence. Le pansement est renouvelé et le drain est enlevé.

2 janvier. — Elle souffre à peine, s'alimente davantage et digère bien.

11 janvier. — En examinant l'urine de la malade on constate qu'elle est trouble et renferme un peu de pus. On lui fait un lavage de la vessie à l'eau boriquée : après quoi, on instille 2 centimètres cubes d'une solution de nitrate d'argent au 1/30.

Le 19 janvier. . . . . . Instillation.
Le 23 . . . . Instillation.
Le 29 . . . . Instillation.

La malade se lève le 23 janvier.

5 février. — La malade est complètement guérie. Ses troubles urinaires ont disparu. Elle ne ressent aucune douleur, mange et digère bien.

Elle sort le 14 février.

Nous avons eu l'occasion cette année d'avoir des nouvelles de cette femme. Elle est en bonne santé, a repris son travail et n'a jamais souffert des suites de son opération.

Observation VII (personnelle)

Hôtel-Dieu de Rouen. — Service du Dr Ch. Bataille.

Notre seconde observation concerne une dame D., âgée de 36 ans, ménagère, entrée le 26 septembre 1899 à l'Hôtel-Dieu de Rouen pour une tumeur abdominale ayant débuté en octobre 1898.

Son père et sa mère sont vivants et actuellement en bonne santé. Elle a également un père et une sœur bien portants.

Elle a eu une fièvre typhoïde à l'âge de 15 ans 1/2 et une pleurésie gauche à 23 ans. L'état des poumons est excellent.

La tumeur pour laquelle elle entre à l'Hôtel-Dieu est apparue brusquement en octobre 1897 du côté gauche de l'abdomen. La malade ne peut d'ailleurs préciser exactement le point où elle a fait son apparition. Elle est alors devenue enceinte. La tumeur, dit-elle, aurait à ce moment pris un développement considérable. Puis la grossesse a évolué d'une façon normale. L'accouchement et les suites de couches ont été excellents et la tumeur s'est affaissée un peu après la disparition de la grossesse, ce qui nous porte à croire que la grossesse aurait fait saillir la tumeur davantage.

A son entrée dans le service, la malade présente une tumeur volumineuse de toute la région abdominale du côté gauche, s'étendant un peu dans la région de l'hypochondre droit. La tumeur, résistante à la palpation, présente à la percussion de la matité dans toute son étendue. Le ventre est saillant du côté gauche.

Le volume de l'abdomen a obligé la malade à cesser son travail ; de plus, depuis quelques semaines, elle a perdu l'appétit, ne dort plus, et s'inquiète de son état. Elle marche cependant encore assez facilement. Elle ne présente ni troubles urinaires ni troubles intestinaux.

Les douleurs, d'abord vagues, ont été en augmentant ; au

moment de son entrée à l'hôpital, elles sont assez vives, mais diminuent lorsque la malade est couchée.

Une intervention est décidée et fixée au 6 octobre par le docteur Bataille, chirurgien de l'Hôtel-Dieu.

La malade est anesthésiée à l'aide du chloroforme.

On fait, sur la ligne médiane, une incision de 12 cm. Le péritoine ouvert, le kyste se présente dans les 3/4 supérieurs, et le colon transverse en dessous.

Le kyste s'est développé dans l'épaisseur du mésocolon dont les deux feuillets se sont allongés et écartés pour le contenir. Le feuillet du mésocolon qui s'offre est le supérieur, il est incisé verticalement : immédiatement au-dessous apparaît la paroi propre du kyste. Après la ponction qui donne issue à 5 litres d'un liquide séreux, on procède à la décortication : celle-ci est facile, les adhérences étant peu serrées. En procédant à cette séparation du kyste, on est amené sur la face antérieure du rein gauche.

La poche est enlevée sans qu'il y ait de pédicule à lier.

La paroi kystique est mince et fibreuse. L'analyse du liquide ne donne aucun des éléments de l'urine. On ne trouve pas de crochets d'échinocoques.

On examine les organes du petit bassin. Ils sont normaux.

On place un gros drain. Sutures profondes des muscles au catgut. Les téguments sont juxtaposés à l'aide de crins de Florence.

On fait un pansement à la gaze iodoformée. Le soir de l'opération, la malade a 37°7 de température.

7 octobre. — Nuit assez bonne. Quelques nausées. Champagne et glace. Cathétérisme.

8 octobre. — Lait et eau de Vichy. Champagne frappé. La malade a eu une selle et a émis quelques gaz. Pas d'élévation de température.

9 octobre. — Le pansement est refait. Il ne s'est écoulé qu'une quantité insignifiante de sang par le drain. La plaie a bon aspect.

11 octobre. — La malade s'alimente légèrement. Lait et potages. Son état général est très bon.

15 octobre. — Pansement. Alimentation bonne. Puis, les signes cachectiques disparaissent. Les forces reviennent en même temps que l'appétit. La malade se lève 26 jours après l'opération et sort guérie le 15 novembre.

Nous avons retrouvé cette malade il y a quinze jours. La santé actuelle est très bonne. Nous avons revu la cicatrice dont l'état ne présente rien de particulier. La malade n'a présenté depuis l'époque de sa sortie de l'hôpital aucun trouble fonctionnel. L'état de ses reins est excellent. Elle vaque à ses occupations normalement.

Observation VIII (*Inédite*)

Communiquée par M. le Dr Petel, chirurgien honoraire des hôpitaux de Rouen.

Kyste paranéphrétique droit, à contenu sanguinolent, simulant un kyste de l'ovaire. — Laparotomie; énucléation transpéritonéale du kyste accolé au rein droit et pouvant en être séparé sans ligature d'aucun pédicule. — Suture de la collerette péritonéale au péritoine pariétal. — Drainage. — Guérison.

Mme X..., 37 ans, domestique, entrée le 16 octobre 1895, mariée à 24 ans, en 1882, une fausse couche en 1886, une grossesse en 1888, à terme ; après cet accouchement le ventre est resté gros. Depuis 1892, souffre dans le côté droit du ventre, mais n'a jamais gardé le lit et malgré l'état de distension du ventre a toujours fait son service. Il y a 15 jours, elle a été prise brusquement de douleurs abdominales qui l'ont obligée à se mettre au lit.

Etat actuel : ventre très développé, saillant en avant, rempli par une tumeur arrondie, lisse, plus développée à droite qu'à gauche, avec sonorité dans les flancs, paraissant mobile. La malade ne sait pas par où le ventre a commencé à grossir ; elle s'est aperçue qu'il était gros partout. La palpation donne une sensation de rénitence faisant penser qu'il s'agit d'une tumeur à contenu liquide et épais. Les doigts peuvent plonger entre les côtés de la tumeur et les fosses iliaques ; — l'utérus en rétroversion paraît indépendant. Langue sale, peu d'appétit ; P. 96, T. 37°3, le matin, 37°6 le soir. La malade accuse des douleurs dans le ventre, sans que le palper soit sensible ; — pas de vomissements, teint pâle, terreux ; — il n'y a pas d'amaigrissement ni d'affaiblissement notable. Je pense qu'il s'agit d'un kyste de l'ovaire avec inflammation de la poche kystique.

23 oct. 1895. — Opération avec le concours des Drs Bataille, Fortin et G. Bouju, de MM. Billiard et Cousin, étudiants en médecine, en présence des Drs Tinel et Trogneux. Incision médiane sous-ombilicale ; l'abdomen ouvert, la tumeur se présente avec l'apparence habituelle des kystes de l'ovaire, mais recouverte d'un réseau vasculaire, comme si elle était sous-péritonéale ; en effet, le péritoine adhère au sommet : il peut être pincé et soulevé au-dessus du kyste.

Ponction du kyste ; issue de 6 à 7 litres de liquide couleur chocolat. En même temps on reconnaît que l'intestin est accolé à la tumeur le long de sa moitié inférieure. L'orifice de la ponction est fermé par une pince à kyste. Le péritoine est décollé du kyste en ayant soin de raser la tumeur d'aussi près que possible ; cette décortication saigne peu. Bientôt, sur le côté interne du kyste, on aperçoit le rein droit abaissé, refoulé en dedans et en avant ; en continuant la décortication, on finit par séparer le kyste du rein sans avoir à lier aucun pédicule. La collerette, formée par le péritoine postérieur, doublé de son tissu cellulaire, et suturée en bourse, est fixée au milieu de la plaie abdominale ; 2 gros drains non fenêtrés, en caoutchouc rouge, sont placés dans la cavité qu'occupait le kyste et suturés au bord cutané de la plaie ; puis la plaie abdominale est recousue de chaque côté de l'orifice médian.

L'opération a duré 2 heures 30'.

24 oct. 1895. — Matin, T. 37,7, P. 124, facies bon. La malade a rendu des gaz et a uriné seule : pansement refait ; la gaze salolée était imprégnée d'un liquide sanguinolent desséché.

Pendant six jours la température reste assez élevée (de 38° à 38°4) et nécessite des pansements quotidiens; les drains furent raccourcis progressivement, puis retirés lorsque la température fut revenue à la normale. — La malade, ne voulant partir que lorsqu'elle serait en état de reprendre son service, ne sortit de la maison de santé que le 14 janvier 1896.

CONCLUSIONS

— Les kystes pararénaux constituent une affection rare.

— Ils n'ont avec le rein que des rapports de contiguité.

— Leur origine ne paraît pas congénitale.

— C'est dans l'âge adulte qu'on les rencontre et particulièrement chez les femmes.

— Ils se développent sans douleur et sans troubles fonctionnels autres que ceux produits par le volume de la tumeur.

— Le diagnostic est difficile ; ces tumeurs sont prises souvent pour des kystes de l'ovaire à long pédicule.

— Le pronostic est bénin.

— Le seul traitement consiste dans la laparotomie avec ablation de la poche sans qu'il y ait de pédicule à lier.

BIBLIOGRAPHIE

Cruveilhier, Traité d'anatomie pathologique, t. III.

Tuffier, Soc. anatomique, 1890.

Galimir, Symptômes et diagnostic des tumeurs paranéphrétiques (Th. Paris, 1895).

Péan, Diagnostic et traitement des tumeurs, abdomen et bassin

Duplay et Reclus, Traité de chirurgie. Voir Tuffier, art. Rein.

César Hawkins, The Royal medico-surgical Transactions, 1833.

Leconte, Kystes hématiques des capsules surrénales, Th. Paris, 1897.

Henry Morris, Surgical diseases of the Kidney.

Adler, Berl. Klin. Woch., 1893.

Rob. Abbe, New-York journal, 1898.

Bergstrand, Annales des mal. org. gen. ur., 1897.

Picqué et Brault, Soc. chirurgie, 1898.

Newman, Cases of. cystic disease of the Kidney with special reference to this pathology diagnosis and surgical treatment. Glascow, méd. Journ., 1897.

Mattei, Lo Sperimentale, 1883.

Obalinski, Ueber seröse retroperitoneale Cysten (Wien. Klin. Wochenschr.), 1891.

Le Dentu, Affections chirurgicales des reins, des uretères et des capsules surrénales.

Rayer, Traité des maladies des reins, t. III.

Le Dentu et Delbet, Traité de chirurgie opératoire.

Cestan, Les tumeurs paranéphrétiques. Gaz Hop., 1898.

Rivalta, Sue due casi di cisti nel tessuto adiposo dell' ilo del rene (Archivio par le sc. méd. Torino) 1889.

Tillaux, Traité de clinique chirurgicale.

O. Hildebrand, Contribution à la Chirurgie Rénale (Deutsche Zeitsch. f. Chir. XL, 1-2, 1895.

ROUEN. — IMPRIMERIE BLONDEL

www.ingramcontent.com/pod-product-compliance
Ingram Content Group UK Ltd.
Pitfield, Milton Keynes, MK11 3LW, UK
UKHW020440230726
13925UKWH00004B/1757

9 782014 056570